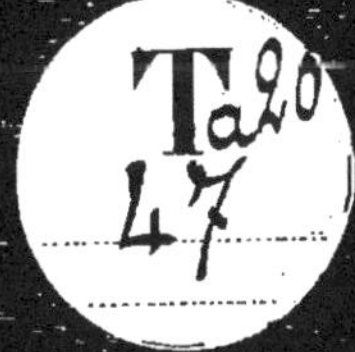

PUBLICATIONS DU *PROGRÈS MÉDICAL*

CONSIDÉRATIONS

SUR LE

MÉCANISME DES MOUVEMENTS DU PIED

SUIVIES DE

L'Étude Anatomique et Physiologique d'une pièce de pied bot varus équin congénital

PAR

Le Dr CHAPUT

PROSECTEUR A LA FACULTÉ DE PARIS

PARIS

AUX BUREAUX DU
PROGRÈS MÉDICAL
14, rue des Carmes, 14,

A. DELAHAYE & E. LECROSNIER
ÉDITEURS
Place de l'Ecole de Médecine.

1886

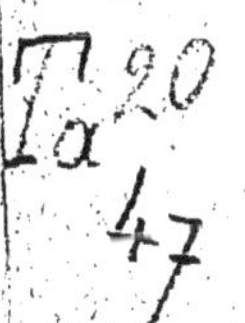

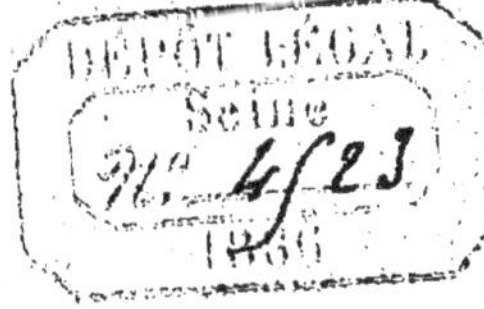

CONSIDÉRATIONS

SUR LE

MÉCANISME DES MOUVEMENTS DU PIED

SUIVIES DE

L'Étude Anatomique et Physiologique d'une pièce de pied bot varus équin congénital

Il est dans la physiologie des mouvements du pied un point qui mérite d'être étudié en détail ; il s'agit de ses mouvements de latéralité et des déviations qui viennent compliquer l'extension ou la flexion forcées. La clef de ces mouvements se trouve dans le fonctionnement des articulations de l'astragale avec les autres os du pied. Nous ne voulons pas nier l'existence des mouvements de latéralité de l'articulation tibio-tarsienne, mais nous en faisons abstraction ici à cause de leur étendue très peu considérable si on les compare à ceux qui se passent dans les articulations du tarse.

Peu d'articulations sont plus compliquées que celles de l'astragale avec les os du pied ; les surfaces en sont gauches, et les mouvements complexes.

Duchenne de Boulogne, qui avait parfaitement vu que les mouvements forcés de flexion et d'extension se compliquent de déviation latérale et de rotation du pied, a cherché à éclairer ce point de physiologie. Mais il suffit de se reporter à son traité de la physiologie des mouvements pour se convaincre que ce grand esprit qui a résolu tant d'intéressants problèmes de physiologie musculaire, ne nous a pas apporté dans l'espèce de renseignements satisfaisants.

Les travaux des anatomistes les plus autorisés, tels que le professeur Sappey, Henle, Cruveilhier, Henke, Humphry, ne nous ont pas paru traiter la question avec tous les développements dont elle est susceptible. Nous avons donc, sans nous dissimuler la difficulté de notre tâche, essayé après ces maîtres, de reprendre cette question et de développer l'importance de la disposition des surfaces articulaires; nous avons aussi cherché à déterminer, aussi exactement que possible, l'axe autour duquel tourne l'astragale.

Considérations sur la mobilité ou l'immobilité de l'astragale par rapport au reste du pied. — L'astragale est un os qui fait partie de trois articulations : Tibio-tarsienne, médio-tarsienne et calcanéo-astragalienne. Il présente pour cette raison des mouvements, sinon très multipliés, du moins très complexes.

Une première remarque importante est à faire relativement aux mouvements de l'astragale. Selon que le pied se déplacera dans le sens vertical ou latéralement, l'astragale fera corps, soit avec le squelette du pied, soit avec celui de la jambe. Dans la flexion et l'extension, l'astragale glisse dans la mortaise tibio-péronière, et comme rien ne le sollicite de se mouvoir sur les autres os du pied, il en résulte que, pendant ces mouvements, il fait véritablement partie du squelette du pied. S'agit-il au contraire de mouvements latéraux, ici pas de mouvements dans l'articulation tibio-tarsienne ; l'astragale solidement enclavé dans la mortaise du cou-de-pied est immobile par rapport aux os de la jambe. Il en résulte que ses mouvements de latéralité ne peuvent se passer ailleurs que dans les articulations de l'astragale avec les os du tarse. L'astragale se meut donc sur les os du pied pendant les mouvements latéraux, de même qu'on peut dire qu'il se meut sur les os de la jambe pendant les mouvements de flexion ou d'extension. C'est en somme un « os à tout faire » puisque, selon les besoins, il fait partie du massif du pied se fléchissant sur la jambe, ou bien se meut sur le pied comme dans les mouvements latéraux.

Principe de la déviation inverse. — Il est très important, pour la compréhension de ce qui va suivre, de bien réfléchir à ceci, que les mouvements latéraux de l'astragale sur le pied représentent parfaitement ceux de la jambe sur ce même pied, puisque, dans les mouvements latéraux, l'astragale reste immobile dans sa mortaise. Aussi, lorsque nous dirons que la tête de l'astragale s'est portée en dedans, cela signifiera que la jambe a subi, sur le pied, un mouvement de rotation en dedans. Ce mouvement ne saurait se comprendre sans que la pointe du pied soit déplacée en dehors par rapport à la jambe ; en un mot sans qu'il y ait abduction du pied. Ainsi donc, adduction de la tête de l'astragale, équivaut à abduction du pied ; de même que abduction de la tête astragalienne voudra dire adduction du pied.

Ces considérations sont applicables à tous les déplacements de l'astragale sur les os du tarse, de telle sorte que tous les déplacements de la tête de l'astragale s'accompagnent toujours de mouvements du pied en sens opposé. C'est ce que nous appellerons le *principe de la déviation inverse*.

Étude des surfaces articulaires. — Pour bien comprendre les mouvements de l'astragale sur le pied, en un mot les mouvements latéraux du pied, il est absolument indispensable de faire une étude spéciale des surfaces articulaires destinées à glisser les unes sur les autres.

Du côté de l'astragale, nous trouvons à sa face inférieure et en arrière, une facette concave qui fait partie de l'articulation calcanéo-astragalienne. Cette première facette est peu intéressante. Il n'en est pas de même des autres parties. En avant de cette facette postérieure, on trouve la rainure astragalienne oblique en avant et en dehors, qui donne insertion au ligament interosseux calcanéo-astragalien. Enfin, à l'extrémité antérieure de l'os, on trouve la tête astragalienne, sorte de condyle aplati d'un côté à l'autre, allongé dans le sens vertical, avec cette restriction que l'axe de sa surface cartilagineuse est oblique en bas et en dedans. Ce condyle ne présente point de revêtement cartilagineux à sa face supérieure ; mais son extrémité antérieure en est recouverte, et le cartilage se prolonge assez loin sur sa face inférieure. Le condyle présente comme dernière particularité l'existence de trois facettes séparées par des crêtes. Ces facettes répondent chacune à l'un des segments qui forment, par leur réunion, la cavité de réception qu'il nous faut maintenant considérer. Disons auparavant qu'on trouve derrière cette cavité la rainure calcanéenne, oblique en bas en avant et en dehors, où elle s'élargit considérablement, et enfin, plus en arrière, une surface cartilagineuse peu importante, qui fait partie de l'articulation calcanéo-astragalienne. Pour en revenir à notre cavité de réception, disons qu'elle est constituée en avant par la face postérieure du scaphoïde, en bas par le ligament calcanéo-scaphoïdien inférieur, en arrière par la petite apophyse du calcanéum.

La cavité calcanéo-scaphoïdienne présente, en somme, une portion verticale constituée par le scaphoïde, et une portion horizontale, par le ligament calcanéo-scaphoïdien et la petite apophyse. Il faut encore remarquer deux choses : la première, que cette cavité est plus étroite en dehors qu'en dedans; la seconde, que le grand axe de cette cavité est obliquement dirigé en bas et en dedans, si bien que la partie externe de la glène articulaire est plus élevée que la partie interne. Ce détail est d'une importance majeure, car si l'on y ajoute la notion de l'axe autour duquel tourne l'astragale, on aura ainsi tout ce qu'il faut pour comprendre le mécanisme des mouvements de l'astragale.

Cette direction de la surface articulaire va nous permettre de comprendre pourquoi la tête de l'astragale ne peut se porter en dedans sans s'abaisser, et pourquoi elle ne peut s'abaisser sans se porter en dedans. D'autre part, ce déplacement de la tête s'accompagne d'un mouvement de rotation de tout l'os autour de ses trois axes. De telle sorte que ce déplacement de la tête de l'astragale en dedans et en bas entraînera, comme nous le démontrerons plus tard, un déplacement inverse du pied, en dehors, en haut, et en rotation externe (1).

Détermination de l'axe autour duquel tourne l'astragale. — Raisonnons un peu sur les axes et les rotations de l'astragale, après quoi nous utiliserons ces données pour l'étude des mouvements de latéralité de rotation, de flexion et d'extension forcées.

Comme le globe de l'œil, l'astragale présente un axe transversal, un axe vertical, enfin un axe antéro-postérieur. Cette étude des axes a été nécessaire pour mettre un peu de clarté dans la description des mouvements si complexes du globe oculaire. Dans le cas qui nous occupe, cette notion n'est pas moins importante pour nous aider à comprendre

---

(1) Nous appellerons avec le professeur Sappey : *flexion*, le rapprochement du dos du pied de la face antérieure de la jambe ; — *Extension*, le mouvement inverse. Nous appellerons adduction et abduction du pied les déviations de sa pointe en dedans ou en dehors. Il y a rotation interne quand le bord interne s'élève ; rotation externe quand c'est le bord externe qui se porte en haut.

les mouvements si compliqués de l'astragale. Si l'astragale tourne autour de l'axe transversal, on verra sa tête s'élever ou s'abaisser. S'il tourne autour de l'axe vertical, la tête se portera alternativement en dedans ou en dehors ; enfin, s'il tourne autour de l'axe antéro-postérieur, on verra s'élever, soit le bord interne, soit le bord externe de l'os.

Nous allons essayer de démontrer, dans les lignes qui suivent, que l'astragale tourne à la fois autour de ses trois axes lorsque sa tête se porte soit en dedans soit en dehors. Nous montrerons que la chose est possible géométriquement parlant, nous verrons ensuite que non seulement elle est possible, mais qu'elle existe ; enfin nous chercherons à en expliquer le pourquoi. L'astragale peut-il, au point de vue géométrique, exécuter un mouvement qui résume ceux de ses trois axes ? Oui, la chose est possible ; il suffit de supposer un axe oblique, par exemple, en bas, en avant et en dehors, autour duquel l'astragale tournera : on verra alors s'exécuter les trois mouvements d'axe, c'est-à-dire abaissement (axe transversal), avec adduction (axe vertical) et rotation externe (axe antéro-postérieur.)

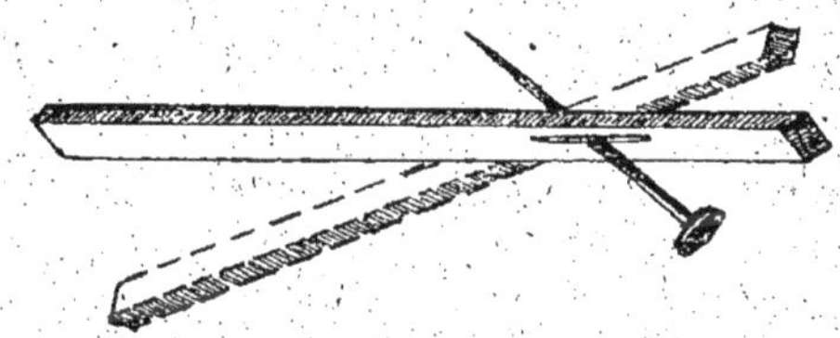

Fig. 42.

En voici d'abord la démonstration géométrique. On peut construire facilement un appareil schématique très simple, composé d'une allumette que l'on traverse vers son milieu, d'une épingle dirigée obliquement par rapport à l'axe de l'allumette. On met ensuite les parties en position comme s'il s'agissait du pied droit ; l'allumette qui représente l'astragale est placée horizontalement, dans une direction antéro-postérieure ; l'épingle qui représente l'axe de rotation est dirigée en avant, en bas et à droite. Si on fait subir à l'appareil une rotation autour de son axe, telle que l'extrémité antérieure de l'allumette puisse s'abaisser, on verra en même temps cette extrémité se porter en dedans, avec la rotation que nous avons dite. Ceux de nos lecteurs auxquels la géométrie est quelque peu familière, n'ont qu'à se rappeler comment un cône de révolution s'engendre par la rotation d'une génératrice autour de son axe. La génératrice, c'est l'allumette; l'axe n'est autre que l'épingle.

Nous venons de démontrer, par une expérience, que le mouvement complexe de rotation de l'astragale autour de ses trois axes à la fois peut se réaliser mathématiquement autour d'un axe oblique en bas, en avant et en dehors. Il nous faut montrer maintenant non seulement qu'il est possible, mais qu'il existe, et enfin pourquoi il existe. Le mouvement complexe d'abaissement d'adduction et de rotation en dehors de la tête de l'astragale existe. Pour le prouver, il suffit d'exécuter une désarticulation tibio-tarsienne ; l'astragale reste uni aux os du pied et on peut le mobiliser. Les mouvements qu'on lui imprime sont des mouvements complexes et qui se réduisent à deux principaux : le premier, dans lequel la tête s'abaisse, se porte en dedans avec un léger degré de rotation autour de l'axe antéro-postérieur; le second consiste en un mouvement d'élévation avec abduction et rotation autour de l'axe antéro-postérieur. Non seulement ces mouvements complexes existent (et ils sont d'ailleurs faciles à constater), mais encore ils existent seuls, les déplacements de la tête ne pouvant s'effectuer dans un seul sens, mais seulement dans les trois sens à la fois (latéralité, abaissement, élévation et rotation).

Pourquoi et comment ces mouvements complexes? Nous trouvons la réponse à cette question dans la forme de la glène articulaire et dans la constatation d'un appareil de pivotement de l'astragale, La surface articulaire de réception, nous l'avons dit, a son grand axe dirigé obliquement en bas et en dedans; c'est pourquoi la tête de l'astragale, quand elle se déplace en dedans, doit, en même temps, se porter en bas, ou, ce qui revient au même, quand elle se déplace en bas, elle doit en même temps se déplacer en dedans; un léger mouvement de rotation s'ajoute nécessairement aux deux déplacements précédents. En un mot, le condyle astragalien ne peut présenter des mouvements isolés, soit d'abaissement, soit d'adduction; il ne peut subir qu'un mouvement complexe, qui réunit les déplacements autour des trois axes connus. Ce déplacement est le même que celui que nous avons annoncé comme se passant autour d'un axe oblique en bas, en avant et en dehors (se reporter au schéma de l'allumette).

L'axe en question est réalisé par un appareil de pivotement assez complexe. C'est d'abord le ligament interosseux qui empêche les mouvements étendus de la tête astragalienne et qui divise l'os en deux parties, dont l'antérieure se meut en sens inverse de la postérieure. Cette même partie postérieure se déplace d'autant plus facilement qu'elle est munie d'une facette articulaire (arthrodie calcanéo-astragalienne). Enfin l'astragale pivote encore autour du bec de la petite apophyse du calcanéum. Pour s'en rendre compte, il faut, sur un squelette de pied, étudier la rotation de l'astragale sur le calcanéum autour de cette espèce de pivot. Chose curieuse, l'appareil essentiel de pivotement, le ligament interosseux, présente la direction oblique en bas, en avant et en dehors, qui est celle de l'axe conventionnel autour duquel nous avons montré que tournait l'astragale. Ce détail a vraisemblablement une assez grande importance au point de vue mécanique ; en tous cas, il est précieux comme moyen mnémotechnique, puisque chacun sait que la rainure calcanéo-astragalienne est oblique en bas, en avant et en dehors.

Notre excellent maître, M. Farabeuf, a étudié avec grand soin l'articulation calcanéo-astragalienne au point de vue de ses surfaces et de son fonctionnement ; nous sommes absolument de son avis relativement au mécanisme, mais nous différons absolument sur la question de l'importance à attribuer à cette articulation. Pour nous, le point capital de la question ce sont les déplacements de la tête astragalienne, de telle sorte que l'articulation calcanéo-astragalienne n'est pour nous qu'une sorte d'articulation de nécessité.

Les raisons sur lesquelles nous nous basons pour appuyer notre manière de voir sont les suivantes : les articulations postérieures du calcanéum et de l'astragale permettent des mouvements du calcanéum sur cet os, mais ces mouvements sont faibles et de peu d'importance physiologique. — Au contraire l'articulation de la tête de l'astragale avec l'avant-pied permet des mouvements étendus, et c'est par elle que s'expliquent les mouvements d'adduction, d'abduction et de rotation du pied.

Henke a admis que l'astragale tourne autour d'un axe oblique simplement, en bas et en arrière, sans aucune obliquité soit en dedans, soit en dehors.

Les mouvements qui sont possibles autour d'un tel axe sont différents de ceux que l'astragale exécute en réalité. On peut disposer le schéma de l'allumette de façon à reproduire les conditions de l'axe de Henke. Si on fait subir à l'extrémité antérieure de l'allumette une déviation en dedans, on voit qu'elle se portera en même temps en haut, ce qui est contraire à la réalité, ainsi que nous nous sommes efforcé de le démontrer.

Humphry admet un axe oblique en bas, en arrière et en dehors. Chose curieuse, cet axe permet absolument les mêmes mouvements que le nôtre; cependant nous préférons celui-ci, et cela pour deux raisons : la première est basée sur un fait : l'obliquité du ligament interosseux qui se dirige en bas en avant et en dehors, la seconde raison est purement mnémotechnique, c'est parce que la direction de la rainure que chacun connaît permettra de retenir facilement celle de notre axe.

Etude des mouvements de latéralité du pied. — Nous pouvons maintenant appliquer les notions précédentes aux mouvements de latéralité et de rotation du pied. Montrons comment l'abduction du pied est inséparable de la rotation en dehors avec un certain degré de flexion, et comment l'adduction du pied s'accompagne forcément de rotation en dedans avec un certain degré d'extension. Si on se rappelle le principe de la déviation inverse on comprendra de suite que l'abduction du pied ne peut s'effectuer que par une adduction de la tête de l'astragale. Or, le mouvement en dedans de ce condyle est complexe et s'accompagne d'abaissement et de rotation externe, ainsi que nous l'avons démontré. Aux trois déplacements de la tête de l'astragale correspondront des déplacements en sens inverse du pied, à l'adduction de la tête répond l'abduction du pied; à son abaissement, un léger degré de flexion (il s'agit ici de flexion médio-tarsienne). Quant à la rotation de l'astragale, elle mérite de nous arrêter un peu : si l'on s'en rapporte au schéma de l'allumette, l'astragale doit présenter ici un mouvement de rotation externe (élévation du bord externe); en raison du principe de la déviation inverse, à cette rotation externe devrait correspondre une rotation du pied en dedans. Or, dans l'abduction du pied que nous sommes en train d'étudier, c'est la rotation en dehors qu'on observe. Comment expliquer cette contradiction ? Il faut, pour cela, remarquer que l'axe de rotation de l'astragale est tellement dirigé que les mouvements autour de l'axe antéro-postérieur sont très réduits. Par conséquent, la rotation interne du pied, si elle devait exister, serait très faible. Cette rotation se trouve supprimée et transformée en rotation externe parce que la tête de l'astragale, en s'abaissant, déprime le bord interne du pied, de telle sorte que le bord externe se trouve relevé.

Nous pourrions expliquer par un raisonnement analogue au précédent comment et pourquoi l'adduction s'accompagne toujours de rotation en dedans et d'un léger degré d'extension.

Tout ce que nous venons de dire peut se vérifier facilement sur soi-même, on verra nettement que l'abduction est inséparable de la rotation en dehors et d'un certain degré de flexion et que l'adduction se passe bien comme nous l'avons affirmé.

Duchenne (de Boulogne) et Humphry ont observé que le talon se meut en sens inverse de la pointe du pied. La chose est très facile à vérifier sur une pièce que l'on obtient par la dissection des articulations du pied après désarticulation de Chopart. On peut voir que la tête de l'astragale se meut en sens inverse de l'extrémité antérieure du calcanéum; de même l'extrémité postérieure de l'astragale se meut en sens inverse de l'extrémité postérieure du calcanéum.

Ceci étant donné, si la tête astragalienne se porte en dedans, son extrémité postérieure se portera en dehors, et comme l'extrémité correspondante du calcanéum se porte en sens inverse, elle se portera donc dans l'adduction tandis que son extrémité antérieure sera en abduction. C'est à ces déplacements de l'extrémité postérieure du calcanéum que sert l'articulation calcanéo-astragalienne. Ces déplacements ont été peu étudiés jusqu'ici. C'est pourquoi nous avons pensé que cette articulation était une articulation accessoire et que l'on ne devait pas la prendre pour étayer une démonstration des mouvements du pied.

On voit que les pieds-bots sont presque toujours constitués par une double déviation du pied. Selon que la déviation est plus considérable dans un sens ou dans l'autre, on les appelle varus équin ou équin varus, valgus talus ou talus valgus. L'étude que nous venons de faire des mouvements de latéralité nous fait comprendre pourquoi les pieds-bots varus sont en même temps équins (varus équin) et pourquoi les valgus sont en même temps talus (valgus talus). Nous trouverons de même dans le chapitre qui suit l'explication des équins varus et des talus varus.

Flexion et extension forcées du pied. — Les notions que nous venons de développer relativement aux mouvements de latéralité sont applicables aux mouvements extrêmes de flexion et d'extension.

Lorsque ces mouvements ont une étendue moyenne, ils se passent simplement dans l'articulation tibio-tarsienne ; ils sont par conséquent directs, et non compliqués de déviation latérale du pied. Mais supposons que la flexion tibio-tarsienne soit arrivée à sa limite physiologique et voyons ce qui se passera si on veut obtenir une flexion plus considérable. L'astragale, par suite de disposition que nous n'avons pas à rappeler, est parfaitement immobilisé dans la mortaise tibio-péronière ; ainsi la flexion ne pourra s'augmenter qu'à la condition que la tête de l'astragale s'abaisse.

La tête de l'astragale peut s'abaisser, elle s'abaissera, mais en même temps se portera en dedans. On n'a qu'à se reporter à ce que nous avons dit des mouvements de latéralité pour comprendre pourquoi la flexion extrême se complique fatalement d'abduction avec rotation en dehors.

Dans l'extension forcée, mêmes phénomènes. Quand l'extension tibio-tarsienne est à ses limites, l'astragale se trouve immobilisé dans la mortaise tibio-tarsienne, la flexion ne peut plus augmenter qu'à la condition que la tête de l'astragale se porte en haut. Or, à sa déviation en haut, nous savons que correspond sa déviation en dehors, d'où adduction et rotation interne du pied s'ajoutant fatalement à l'extension forcée.

Duchenne (de Boulogne) avait remarqué que l'extension du pied se faisait en deux temps, un premier temps de flexion directe (se passant dans l'articulation tibio-tarsienne), un second temps de flexion avec adduction, se passant dans l'articulation calcanéo-astragalienne (dit-il). Voici comment il expliquait cette extension adductive : « Je ferai observer que, lorsque sur le squelette on place les surfaces articulaires du calcanéum et de l'astragale dans des rapports tels que les deux rainures se correspondent parfaitement et de manière à former une sorte de canal, je ferai observer, dis-je, que cette sorte de canal va en s'élargissant à ses deux extrémités, beaucoup plus considérablement en dehors qu'en dedans. C'est cette dernière disposition qui favorise ces mouvements d'adduction du pied et cette sorte de roulement du pied sur son bord interne, mouvements qui se passent dans l'articulation calcanéo-astragalienne ».

Duchenne avait observé également que la flexion extrême s'accompagne d'abduction. A ce propos, il essaie encore une fois de nous faire comprendre le rôle que joue dans ces conditions l'articulation calcanéo-astragalienne, mais son explication n'est point de nature à satisfaire pleinement l'esprit.

Les développements que nous avons donnés aux chapitres précédents nous permettront de comprendre encore une dernière particularité de la flexion forcée. Nous avons dit que la flexion forcée s'accompagne habituellement d'abduction avec rotation en dehors ; cependant nous pouvons exécuter une flexion forcée avec adduction du pied et rotation interne. Il est clair que, dans ces conditions, la flexion devra être moins étendue non seulement que la flexion abductrice, mais encore que la flexion tibio-tarsienne est arrivée à sa limite habituelle et non compliquée de flexion forcée. Cela se conçoit de suite puisque le mouvement d'adduction s'accompagne d'un certain degré d'extension qui se passe dans les articulations du tarse et non pas dans la tibio-tarsienne (voir le chapitre des mouvements de latéralité). L'extension forcée peut aussi s'accompagner soit d'adduction soit d'abduction ; pour des raisons identiques aux précédentes on comprendra que l'extension adductrice est plus étendue que l'abductrice.

De ceci nous concluons qu'il y a deux modes de flexion extrême, l'une avec adduction : *flexion extrême minima ;* l'autre avec abduction, *flexion extrême maxima.*

Conclusions : 1° Les déplacements de la tête de l'astragale s'accompagnent de déviations du pied en sens opposé. (Principe de la déviation inverse).

2° Les déplacements de l'astragale sur les os du pied sont commandés, d'une part, par la forme de la glène articulaire calcanéo-scaphoïdienne ; d'autre part, par un appareil de pivotement qui fait tourner cet os autour d'un axe oblique en avant, en bas et en dehors.

3° Il en résulte que la tête de l'astragale ne peut se déplacer en dedans sans se porter en même temps en bas ; de là, abduction, rotation externe et flexion légère du pied. Le condyle astragalien ne peut se porter en dehors sans se porter en haut, d'où adduction, rotation interne et extension légère médio-tarsienne. C'est dire en d'autres termes que le mouvement d'adduction du pied est toujours fatalement combiné à une rotation interne et une extension légère du pied, que le mouvement d'abduction du pied se lie constamment à la rotation externe et une légère flexion médio-tarsienne.

4° La flexion extrême s'accompagne habituellement d'abduction avec rotation externe ; l'extension extrême d'adduction avec rotation interne.

5° La flexion extrême peut se faire soit en adduction soit en abduction, mais dans ce dernier cas elle est plus étendue. L'extension extrême peut se faire soit en abduction soit en adduction, mais dans le second cas elle est plus complète.

Observation de pied bot congénital (*Varus équin*).

Cette pièce a été trouvée à l'Ecole pratique; pas de renseignements.

Peau intacte, pas de cicatrices ni d'adhérences. Le pied est naturellement en attitude d'extension avec légère déviation de la pointe du pied en dedans. La voûte plantaire a une concavité exagérée. Le bord interne du pied est un peu excavé en dedans. La flexion atteint à peine l'angle droit et ne peut le dépasser. La peau étant enlevée, on constate l'intégrité de tous les muscles au point de vue de la couleur et de la consistance. Le triceps sural est raccourci (tout au moins le soléaire) et lorsque l'on essaie de fléchir le pied au delà de l'angle droit, on s'aperçoit que le soléaire se tend et résiste. Pareillement les deux péroniers latéraux se tendent et empêchent encore en partie la flexion. Le jambier postérieur ne joue aucun rôle ni les fléchisseurs des orteils. Pour en finir avec les muscles, disons que la concavité extrême de la voûte du pied est maintenue par le raccourcissement du muscle court fléchisseur commun des orteils et par celui de l'aponévrose plantaire moyenne.

Rôle des parties osseuses et articulaires. — Lorsqu'on amène le pied en flexion extrême qui ne dépasse pas l'angle droit, on s'aperçoit que les phénomènes suivants se passent du côté des os. Le scaphoïde remonte un peu sur la tête de l'astragale. La trochlée astragalienne s'enfonce plus profondément dans la mortaise tibio-péronière et ensuite la tête de l'astragale glisse de dedans en dehors et vient heurter le ligament astragalo-scaphoïdien supérieur qui se trouve ainsi limiter le transport de la tête astragalienne en dehors et par suite le mouvement de flexion qui accompagne ici le transport. En même temps, la malléole interne vient appuyer contre le tubercule du scaphoïde.

En résumé, la flexion se trouve empêchée du côté des muscles par le triceps et le soléaire, les péroniers latéraux et un peu le court fléchisseur des orteils; du côté des os par la rencontre de la malléole interne avec le tubercule du scaphoïde. Enfin parce que la tête de l'astragale se trouve bridée en dehors par le ligament astragalo-scaphoïdien supérieur.

Modifications de l'astragale. — Le col de l'astragale paraît d'abord un peu coudé en dedans, mais à un examen plus attentif on constate que cette coudure apparente est due à l'atrophie de la partie externe de la tête astragalienne.

Réflexions. — Si nous appliquons à ce cas pathologique les données physiologiques que nous avons développées dans la première partie de ce travail, nous voyons que, dans le cas actuel, la physiologie de l'astragale se trouve renversée, puisque la tête de l'astragale s'abaisse en se portant en dehors et s'élève en se portant en dedans, ce qui est le contraire de la normale. On peut donner une explication de cette anomalie d'après ce qu'il nous semble. En effet, le pied en question a été constamment en extension forcée depuis de longues années. A cette extension forcée correspond, de la part de la tête de l'astragale, une déviation en dehors. (Voir le chapitre l'extension et la flexion forcées). Par conséquent, la partie externe de la glène articulaire a été comprimée avec persistance, si bien qu'à la longue elle a dû augmenter de profondeur. Remarquons en passant que c'est cette même compression qui a servi à atrophier la partie externe du condyle astragalien. Au contraire, la partie interne n'étant plus en rapport avec la tête articulaire s'est peu à peu comblée. De telle sorte que la cavité de réception de la tête, au lieu d'être oblique en bas et en dedans, doit se trouver oblique en bas et en dehors.

Cette supposition, nous avons cherché à la vérifier en faisant la désarticulation sous-astragalienne, et nous avons pu constater qu'elle était parfaitement exacte.

D'autre part, la partie interne de la cavité est extrêmement rétrécie; cela se conçoit si l'on songe que dans la flexion la malléole interne vient heurter le tubercule du scaphoïde. Cette diminution d'étendue complète absolument l'excursion interne de la tête de l'astragale.

L'examen de cette pièce semble donner un appui à la méthode de redressement du pied-bot par le massage forcé telle que l'a préconisée Delore. Il y a, en effet, à remédier dans l'espèce à deux causes principales de déviation, l'une due au raccourcissement musculaire qui est justiciable de la ténotomie, l'autre qui est constituée par la déformation acquise de la cavité, calcanéo-scaphoïdienne. En employant la force pour ramener la tête de l'astragale à la partie interne de la cavité, on remplira donc l'indication urgente qui est de reconstituer la partie interne de la glène en même temps que d'oblitérer sa partie externe. Cette dernière condition sera obtenue par l'immobilisation en bonne position, les parties externes de la cavité reprendront peu à peu leur aspect et leur forme habituels en raison de la loi d'adaptation qui veut que le fonctionnement développe les organes et que les organes s'atrophient lorsque leur fonctionnement se trouve supprimé.

De l'étude de cette pièce nous pouvons retirer deux enseignements. Le premier, que bon nombre de déviations de coudures du col de l'astragale ne sont vraisemblablement qu'une simple apparence qui résulte de l'atrophie de la partie externe de la tête astragalienne. Le second enseignement est le suivant : Jusqu'ici on n'a considéré comme causes de déviation persistante que la rétraction des parties molles ou les déviations osseuses, mais l'étude de notre pièce montre qu'il faut encore compter avec le rétrécissement interne de la cavité calcanéo-scaphoïdienne et y porter tel remède qu'on jugera convenable.

PARIS. — IMP. V. GOUPY ET JOURDAN, 71, RUE DE RENNES.

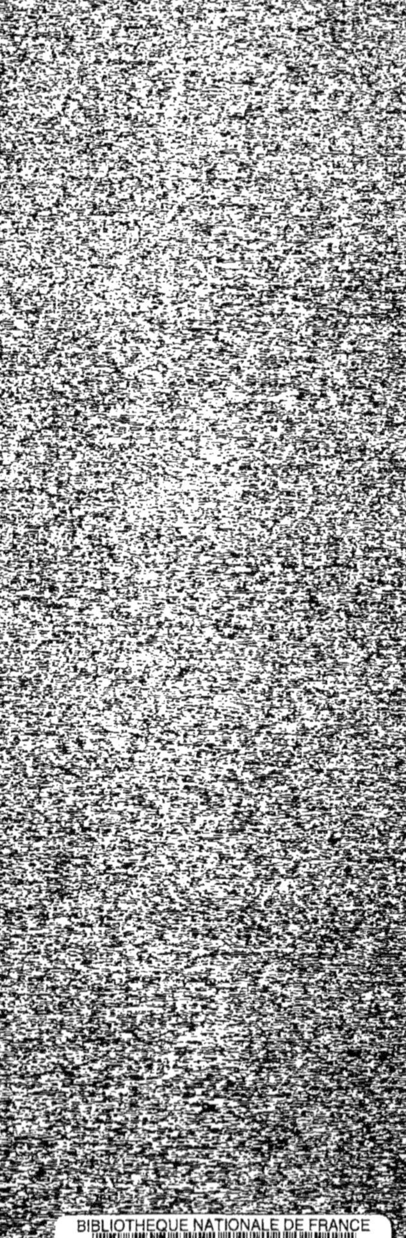

www.ingramcontent.com/pod-product-compliance
Ingram Content Group UK Ltd.
Pitfield, Milton Keynes, MK11 3LW, UK
UKHW020410250726
13967UKWH00006B/2571

9 782012 978973